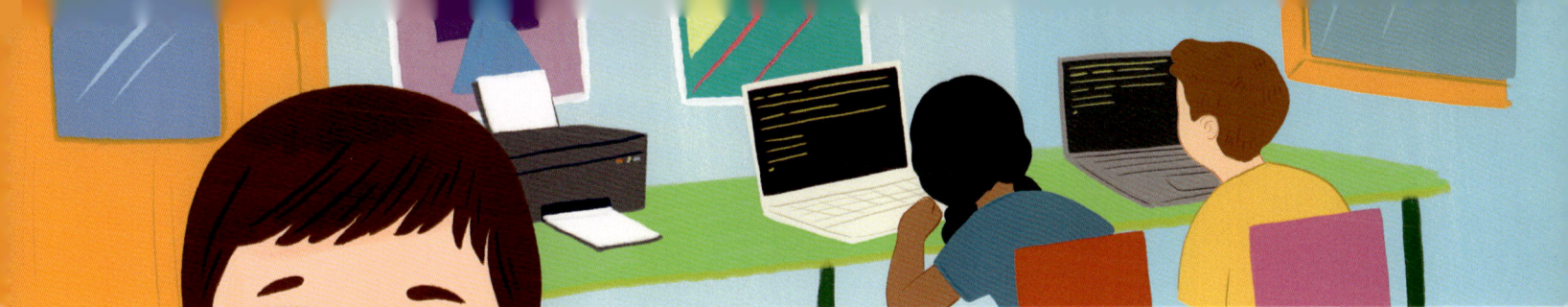

Mi vida con Dislexia

escrito por **Mari Schuh** • arte por **Isabel Muñoz**

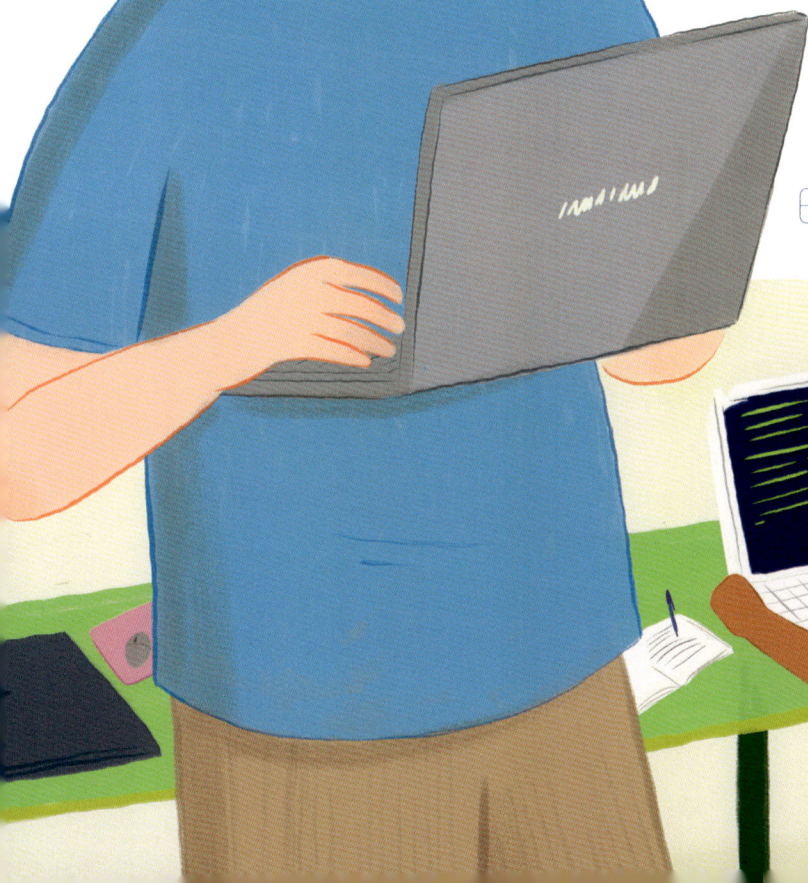

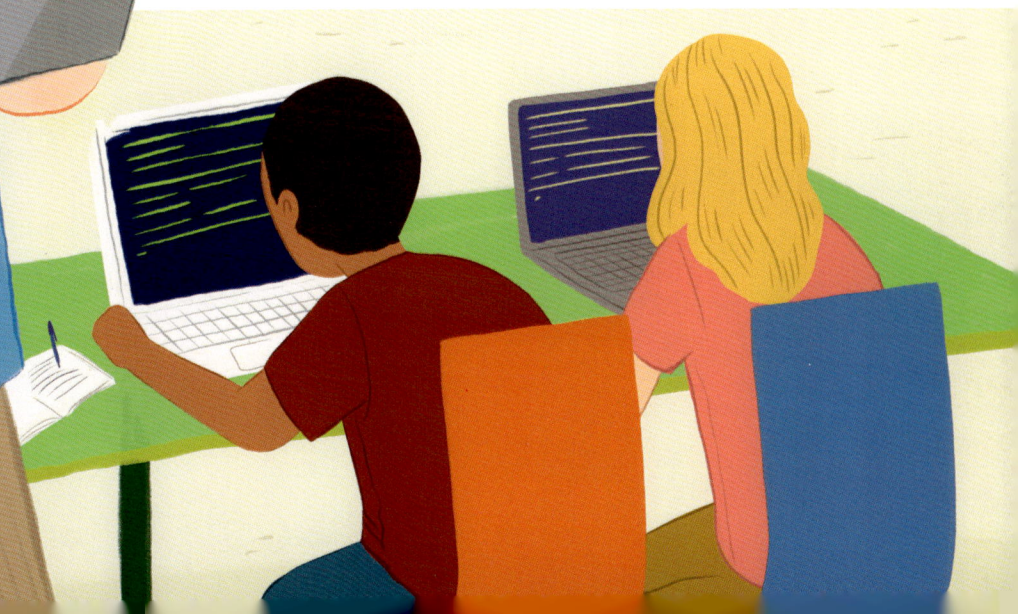

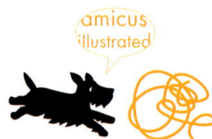

AMICUS ILLUSTRATED y AMICUS INK
son publicaciones de Amicus
P.O. Box 227, Mankato, MN 56002
www.amicuspublishing.us

Edición: Gillia Olson
Diseño: Kathleen Petelinsek

Library of Congress Cataloging-in-Publication Data

Names: Schuh, Mari C., 1975- author. | Muñoz, Isabel, illustrator.
Title: Mi vida con dislexia / by Mari Schuh ; illustrated by Isabel Muñoz.
Other titles: My life with dyslexia. Spanish
Description: Mankato, Minnesota : Amicus Illustrated, [2021] | Series: Mi
vida con… | Includes bibliographical references. | Audience: Ages 6-9
| Audience: Grades 2-3 | Summary: "North American Spanish translation of
My Life with Dyslexia. Meet Scott! He likes coding and playing
basketball. He also has dyslexia. Scott is real and so are his
experiences. Learn about his life in this illustrated narrative
nonfiction picture book for elementary students"-- Provided
by publisher.
Identifiers: LCCN 2019050229 (print) | LCCN 2019050230 (ebook) | ISBN
9781645492054 (library binding) | ISBN 9781681527345 (paperback) | ISBN
9781645492313 (pdf)
Subjects: LCSH: Dyslexia--Juvenile literature. | Dyslexic children--United
States--Biography--Juvenile literature.
Classification: LCC RJ496.A5 S3618 2021 (print) | LCC RJ496.A5 (ebook) |
DDC 618.92/8553--dc23
LC record available at https://lccn.loc.gov/2019050230
LC ebook record available at https://lccn.loc.gov/2019050230

Impreso en Estados Unidos de América

Para Scott y su familia–MS

Acerca de la autora
El amor que Mari Schuh tiene por la lectura comenzó con cajas de cereales en la mesa de la cocina. Hoy en día, es autora de cientos de libros de no ficción para lectores principiantes. Con cada libro, Mari espera ayudar a los niños a aprender un poco más sobre el mundo que los rodea. Obtén más información sobre ella en marischuh.com.

Acerca de la ilustradora
El sueño de Isabel Muñoz era poder ganarse la vida pintando, y ahora está orgullosa de ser la ilustradora de varios libros infantiles. Isabel trabaja en un estudio ubicado en un encantador pueblito nuboso, con mucho verde, del norte de España. Puedes seguirla en isabelmg.com.

¡Hola! Me llamo Scott. Soy niño inteligente y divertido como tú. Juego al baloncesto y me gustan las computadoras. También podríamos tener diferencias. Tengo dislexia. Déjame contarte un poco sobre mi vida.

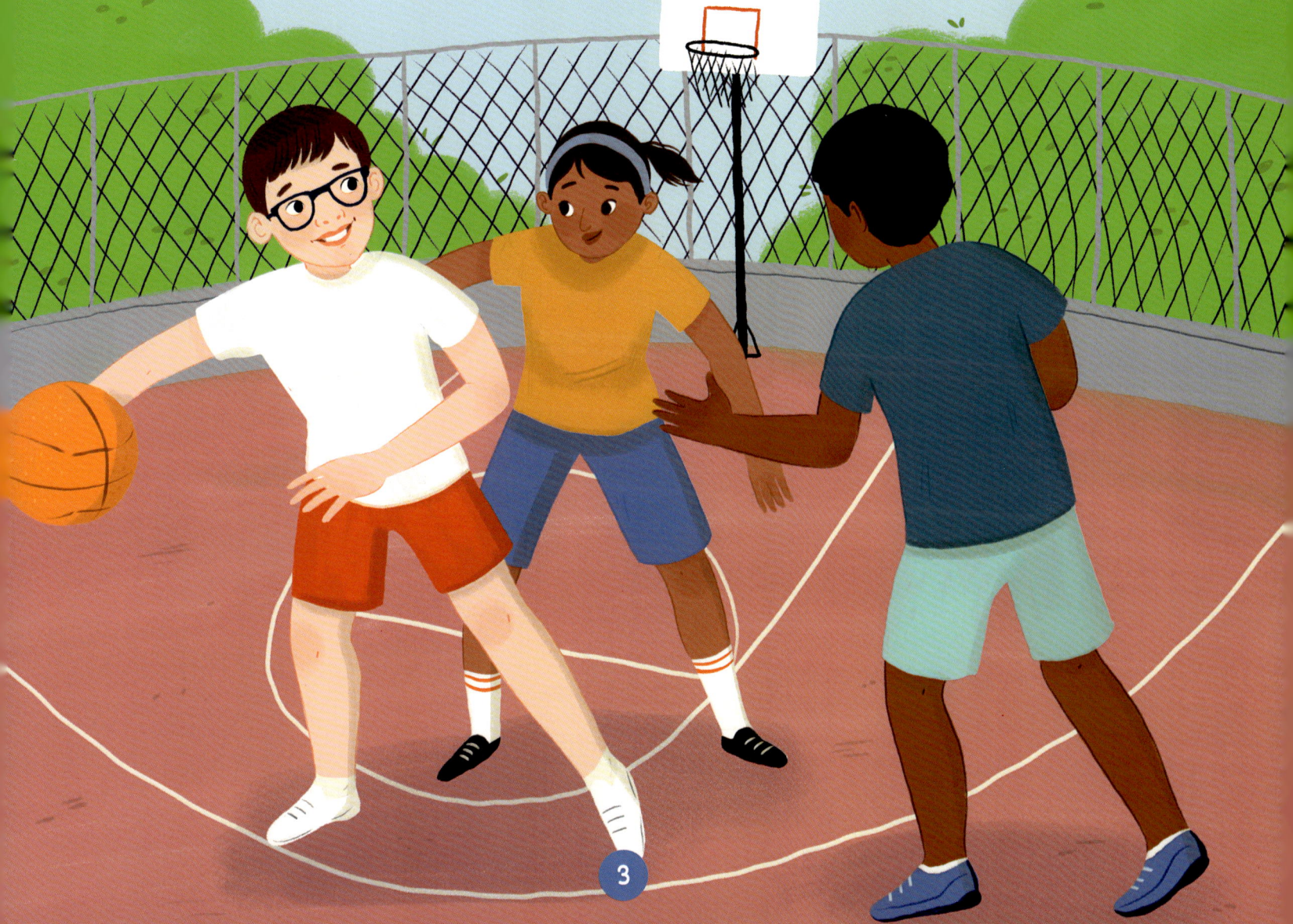

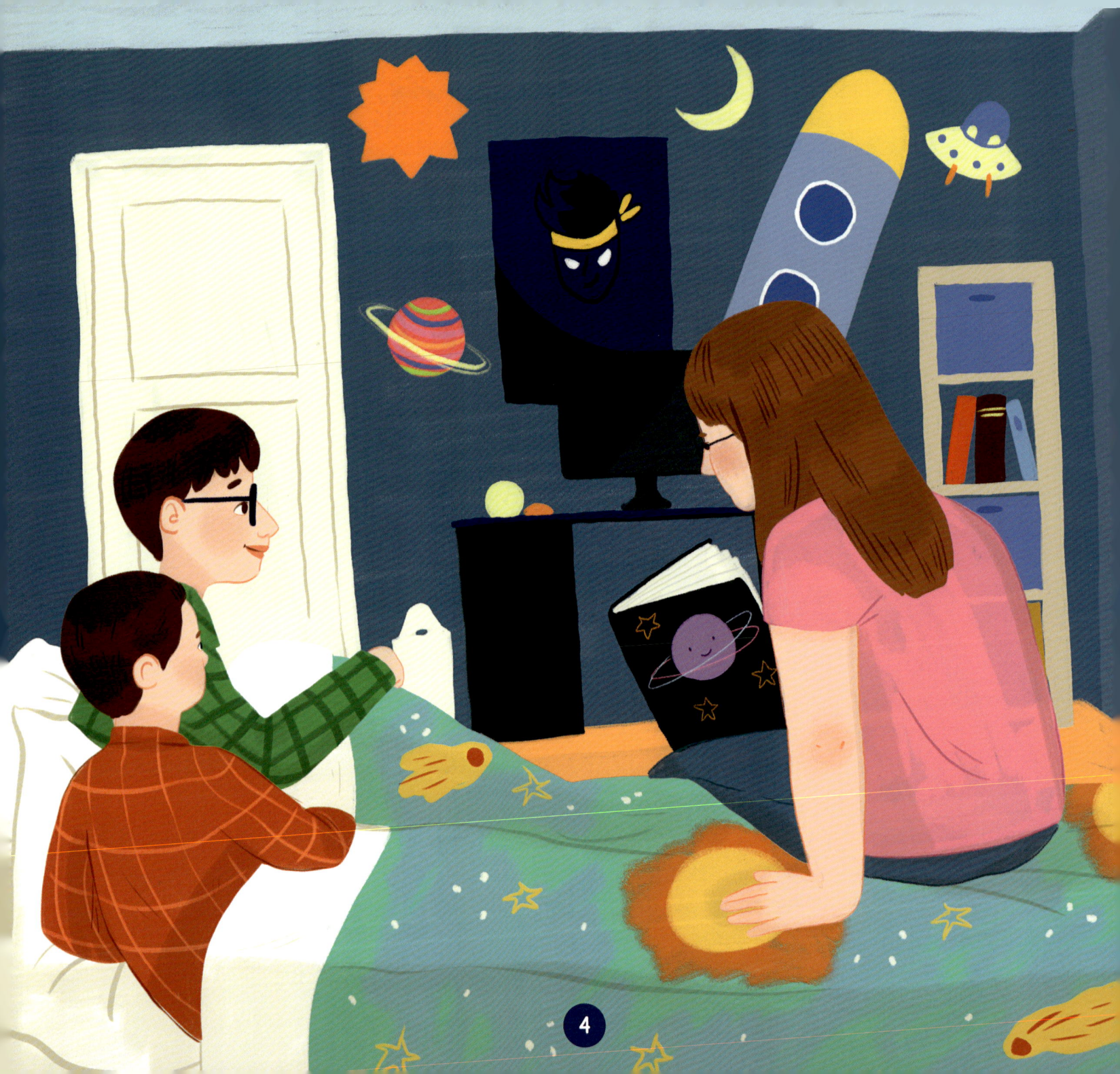

Las personas con dislexia tienen problemas con el lenguaje. Les cuesta leer, escribir y deletrear. Los niños con dislexia nacen así. Las probabilidades de tener dislexia son mayores si alguien de su familia también la tiene. Mi madre y mi hermano tienen dislexia.

Las personas con dislexia quieren leer y aprender. Pero a sus cerebros les cuesta conectar las letras con los sonidos que hacen. Sus cerebros suelen mezclar las letras de una palabra. A veces agregan o quitan letras. Las personas con dislexia a veces no dicen las palabras de la manera correcta. Puede costarles aprender palabras que riman.

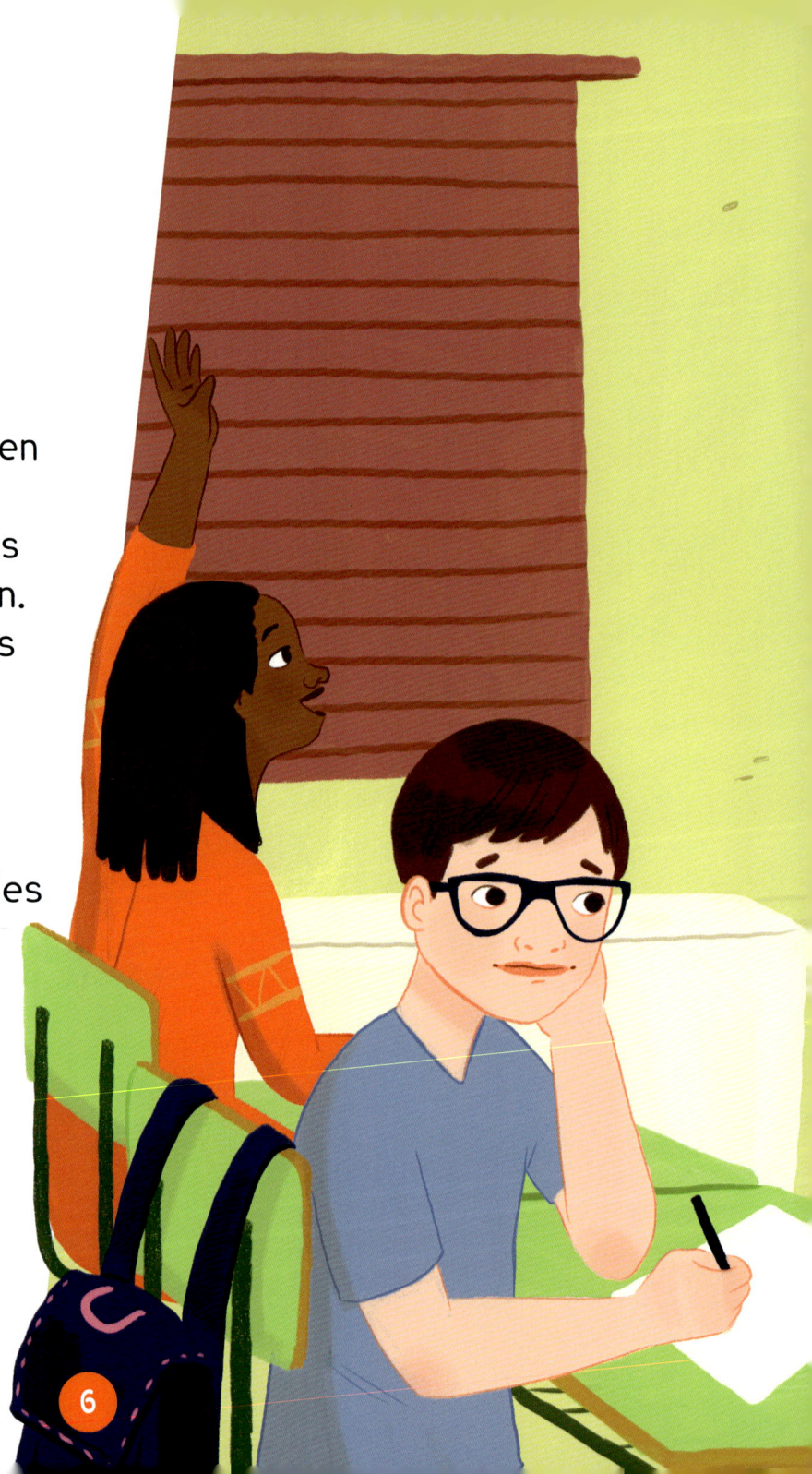

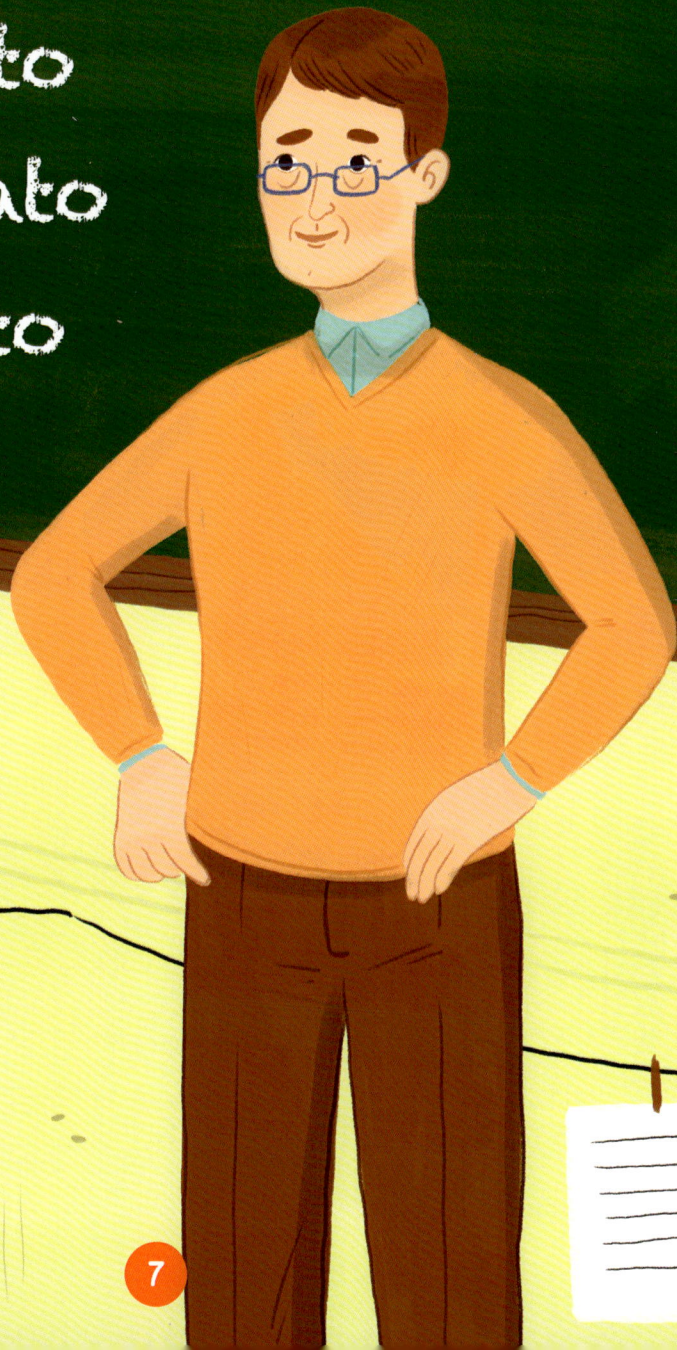

¿Qué rima con gato?

pato

plato

rato

La dislexia también me afecta de otras maneras. Me cuesta encontrar la palabra correcta que quiero decir. Entonces digo mucho las palabras *eso* y *cosas*. Me cuesta mucho diferenciar la izquierda de la derecha. Y a menudo olvido el nombre de la calle donde vivo.

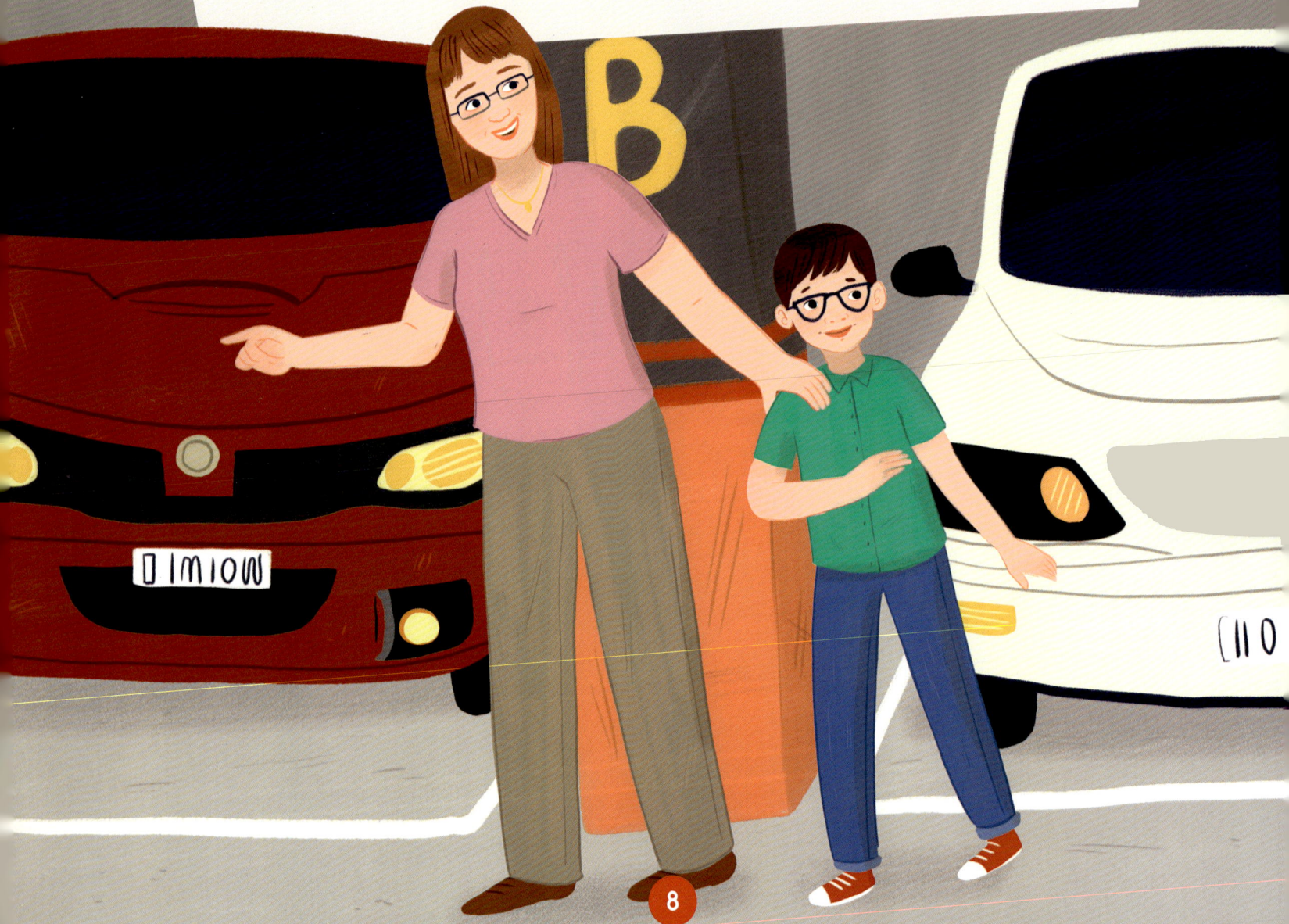

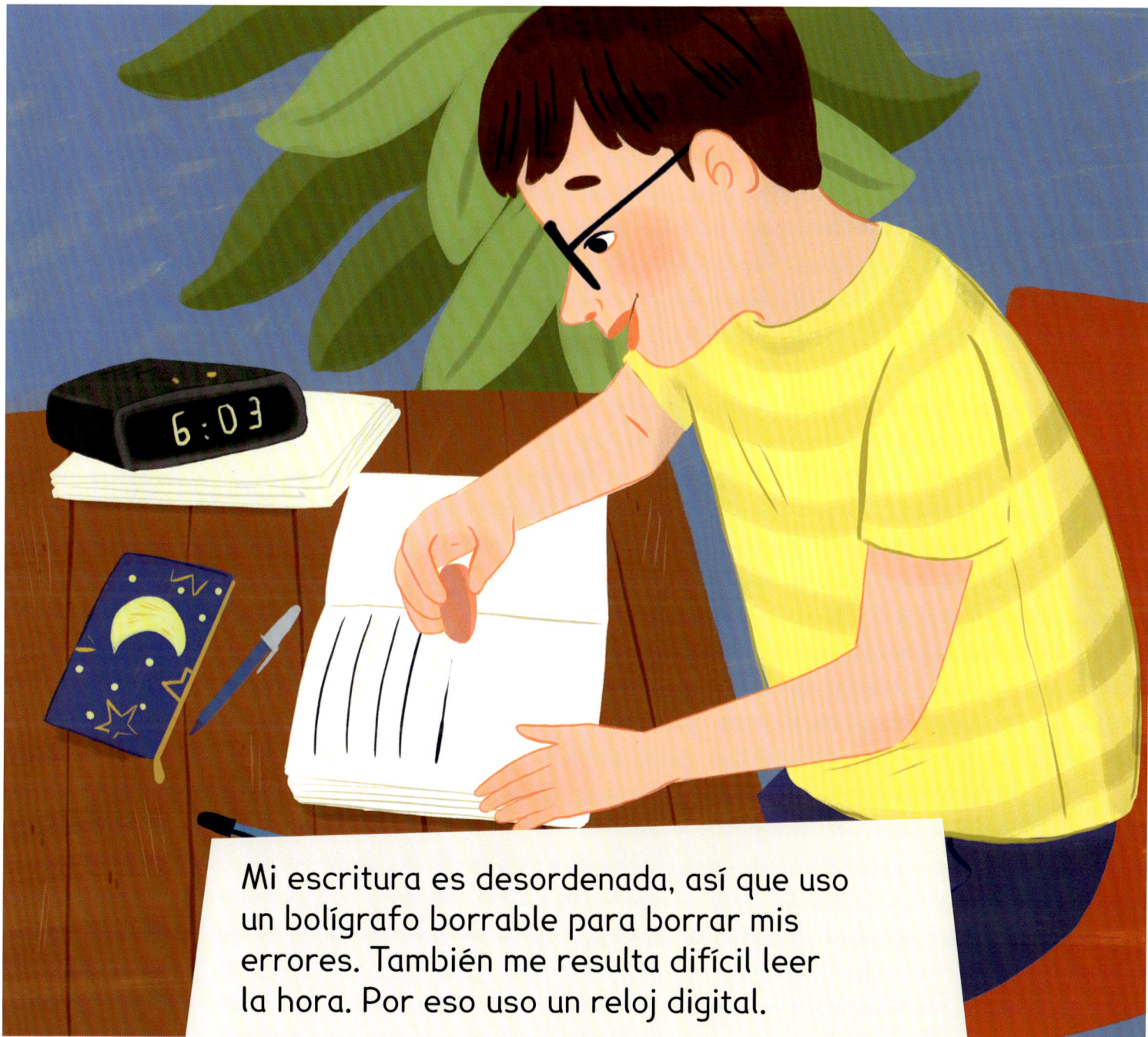

Mi escritura es desordenada, así que uso
un bolígrafo borrable para borrar mis
errores. También me resulta difícil leer
la hora. Por eso uso un reloj digital.

En la escuela, mi maestra divide mis tareas en partes más pequeñas. Ella me da más tiempo para hacerlas. Hago los examenes en un salón tranquilo y vacío para poder concentrarme.

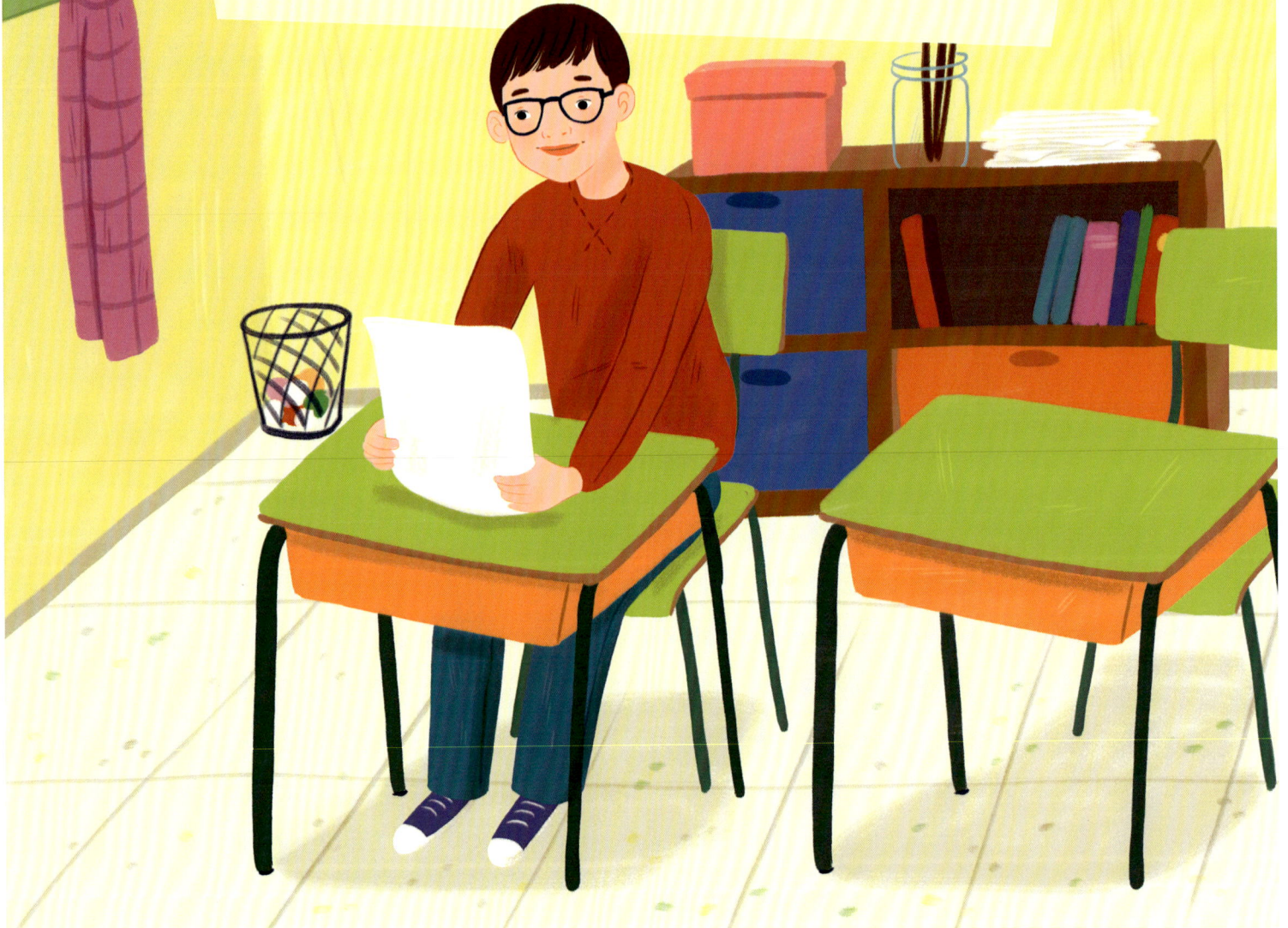

En casa, uso una regla que resalta las palabras mientras leo. También escucho audiolibros. También me son útiles los programas de computadora que transforman las palabras en texto. Escriben las palabras que digo en la pantalla.

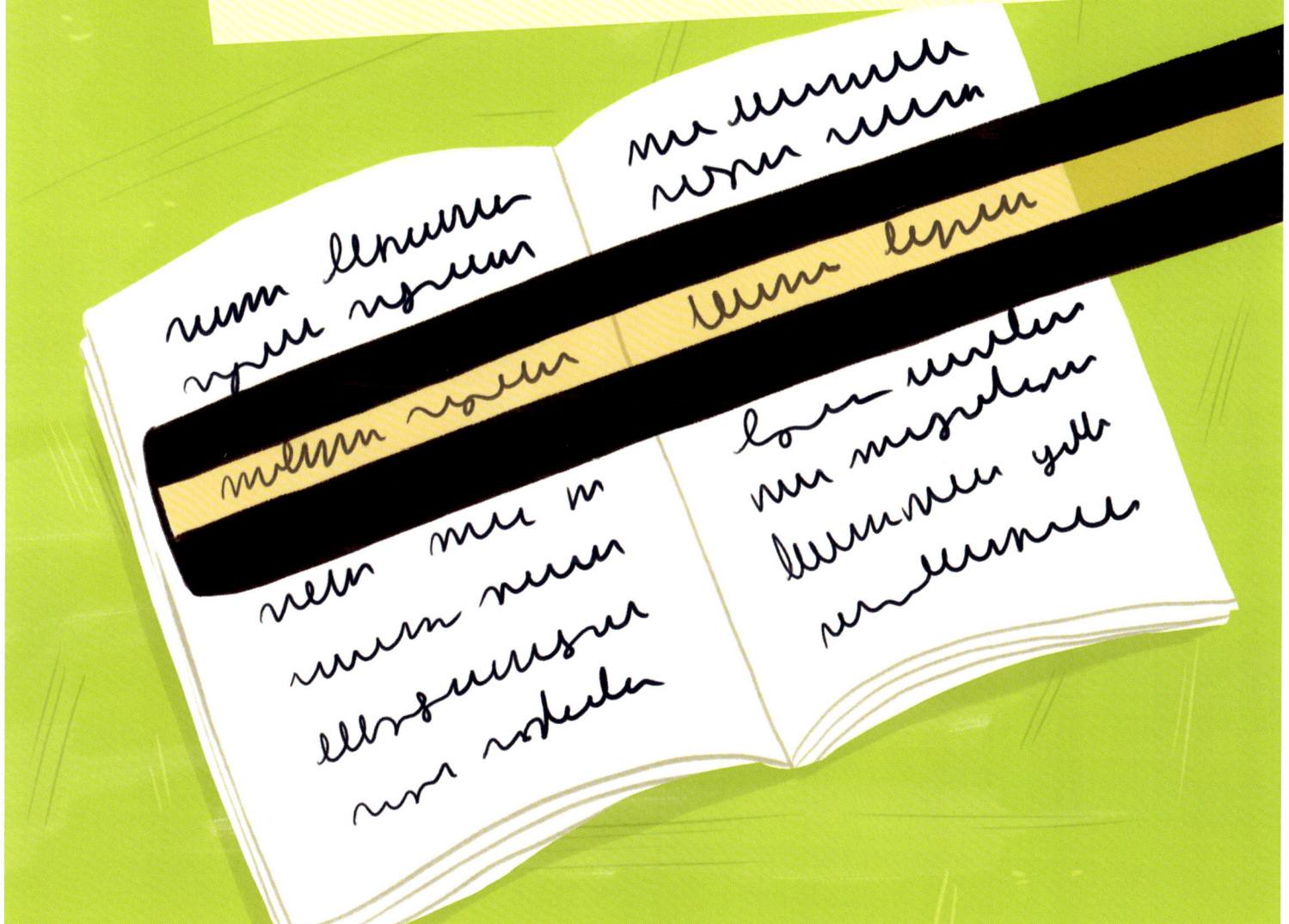

Leer es un trabajo difícil. Tengo que tomar descansos.
Mamá me hace bromas para que me relaje. Paso un
rato con mi gato. También me ayuda mi amiga Emma.
Ella es callada y tranquila, lo que me hace sentir mejor.

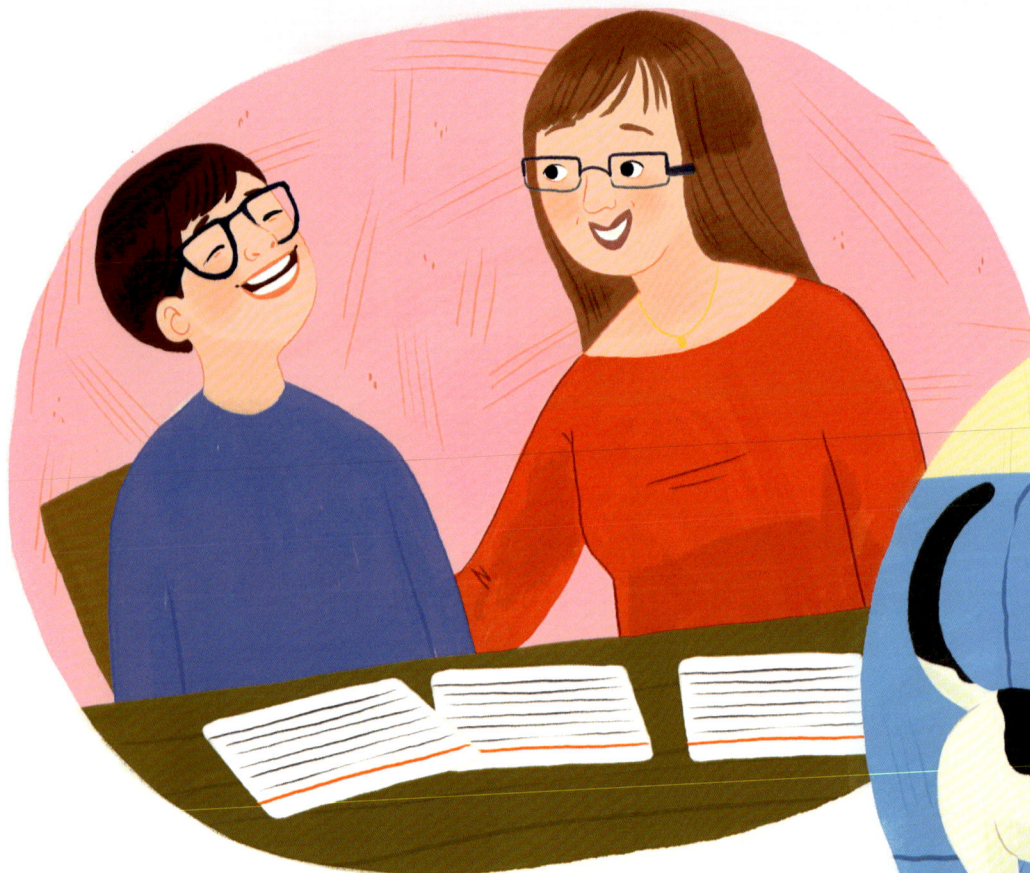

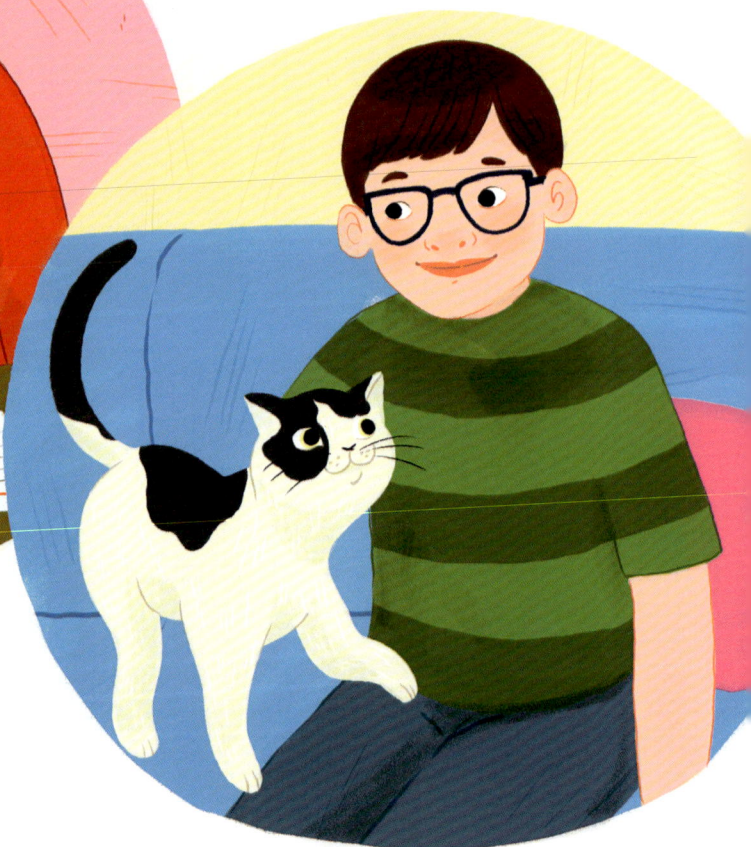

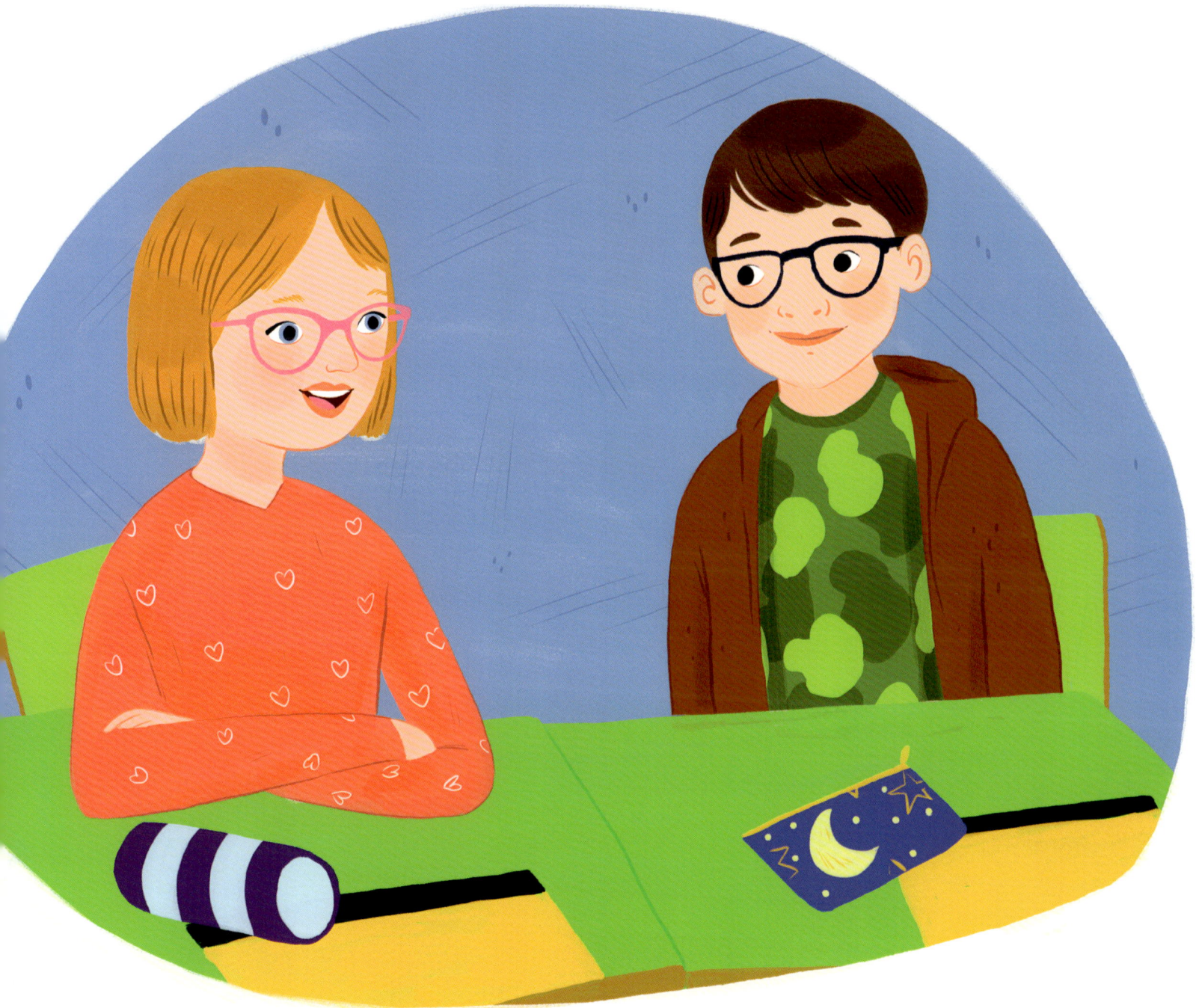

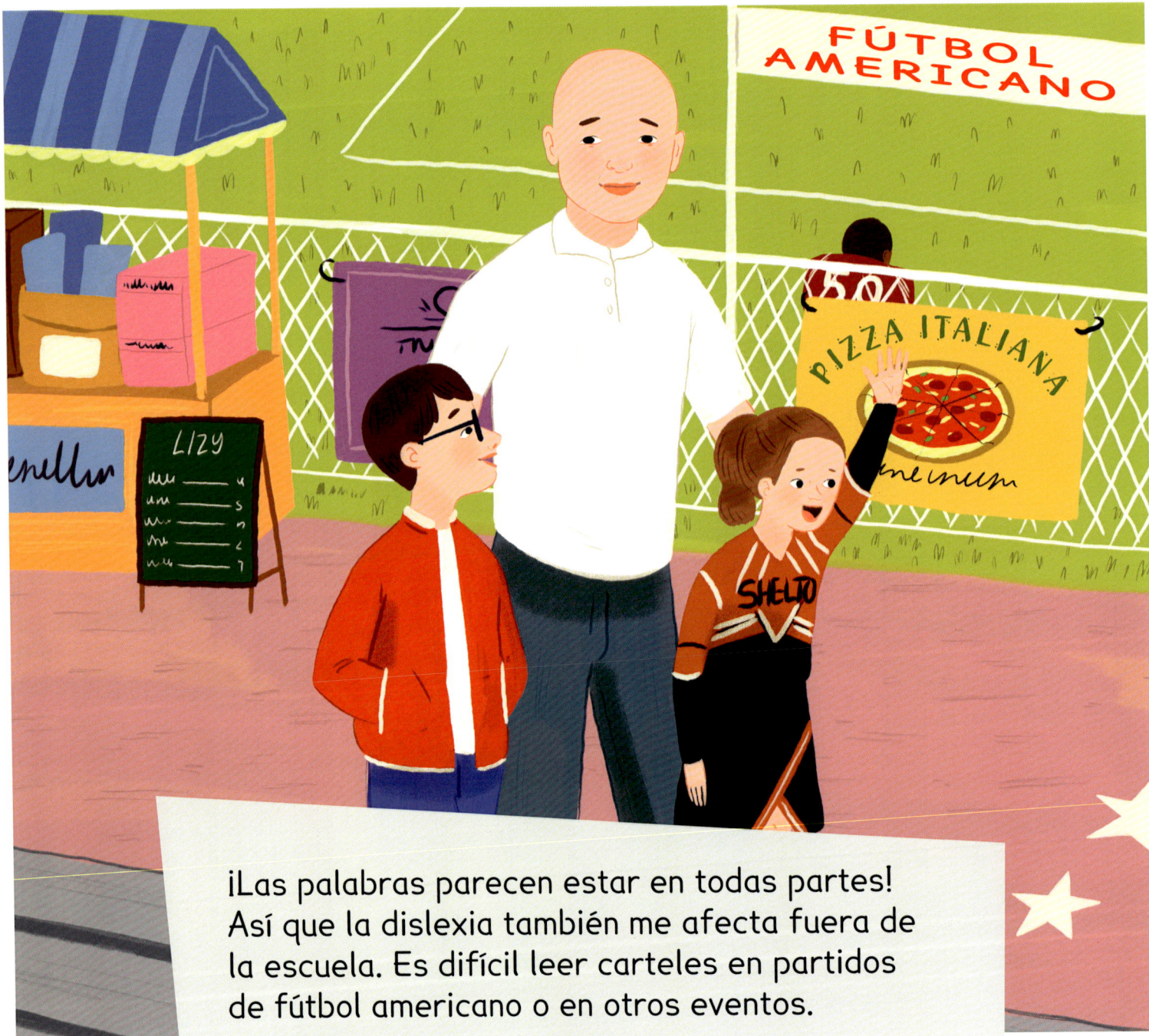

¡Las palabras parecen estar en todas partes! Así que la dislexia también me afecta fuera de la escuela. Es difícil leer carteles en partidos de fútbol americano o en otros eventos.

Leer el menú en un restaurante es un problema. Leo mal las palabras y pido la comida equivocada. El mesero se confunde. Yo me molesto. Necesito más tiempo para decir bien las palabras. Mamá me ayuda.

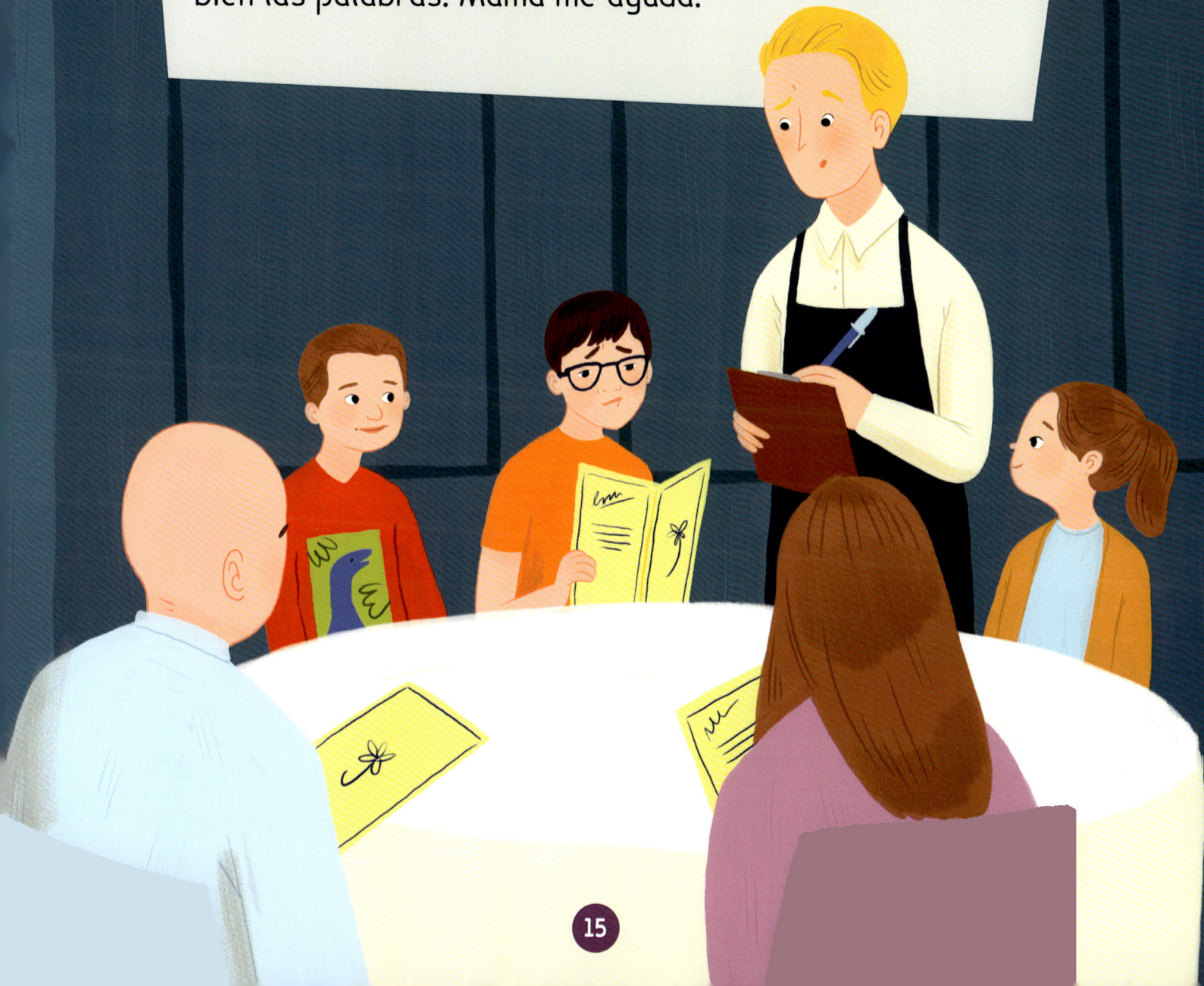

Las personas con dislexia suelen ser sensibles a cómo se sienten los demás. La cuesta de leer puede ponerme triste. Quiero ayudar a las personas a quienes les cuesta hacer algo. Cuando en mi escuela decidieron deshacerse de libros viejos, fui a ayudar. Les di los libros a niños que no tienen muchos.

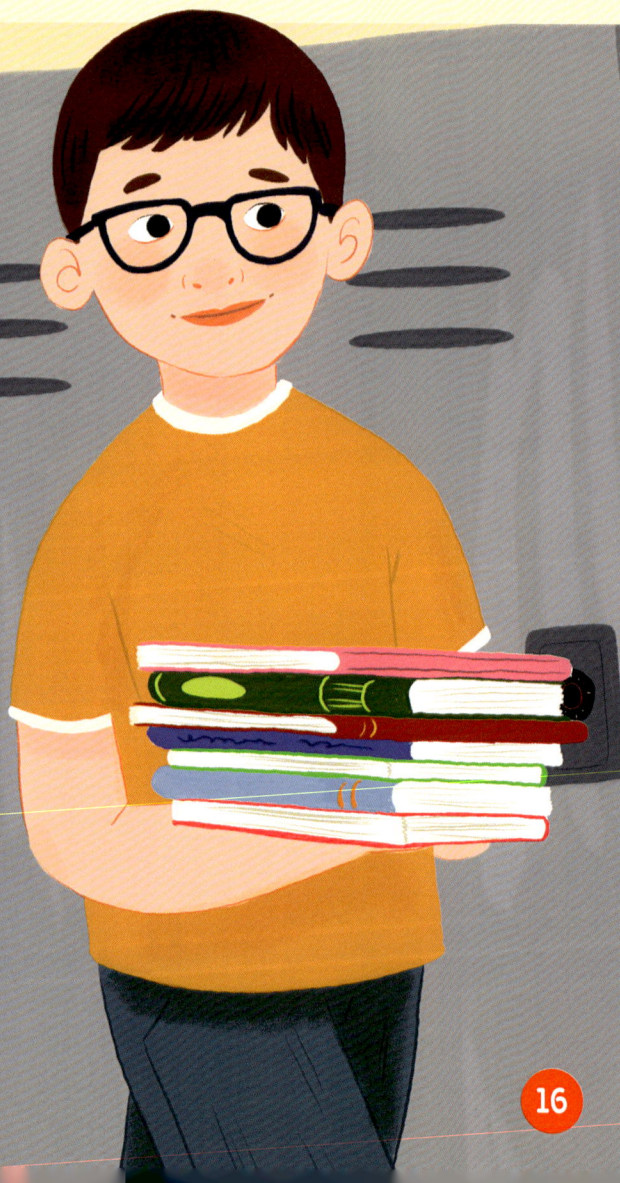

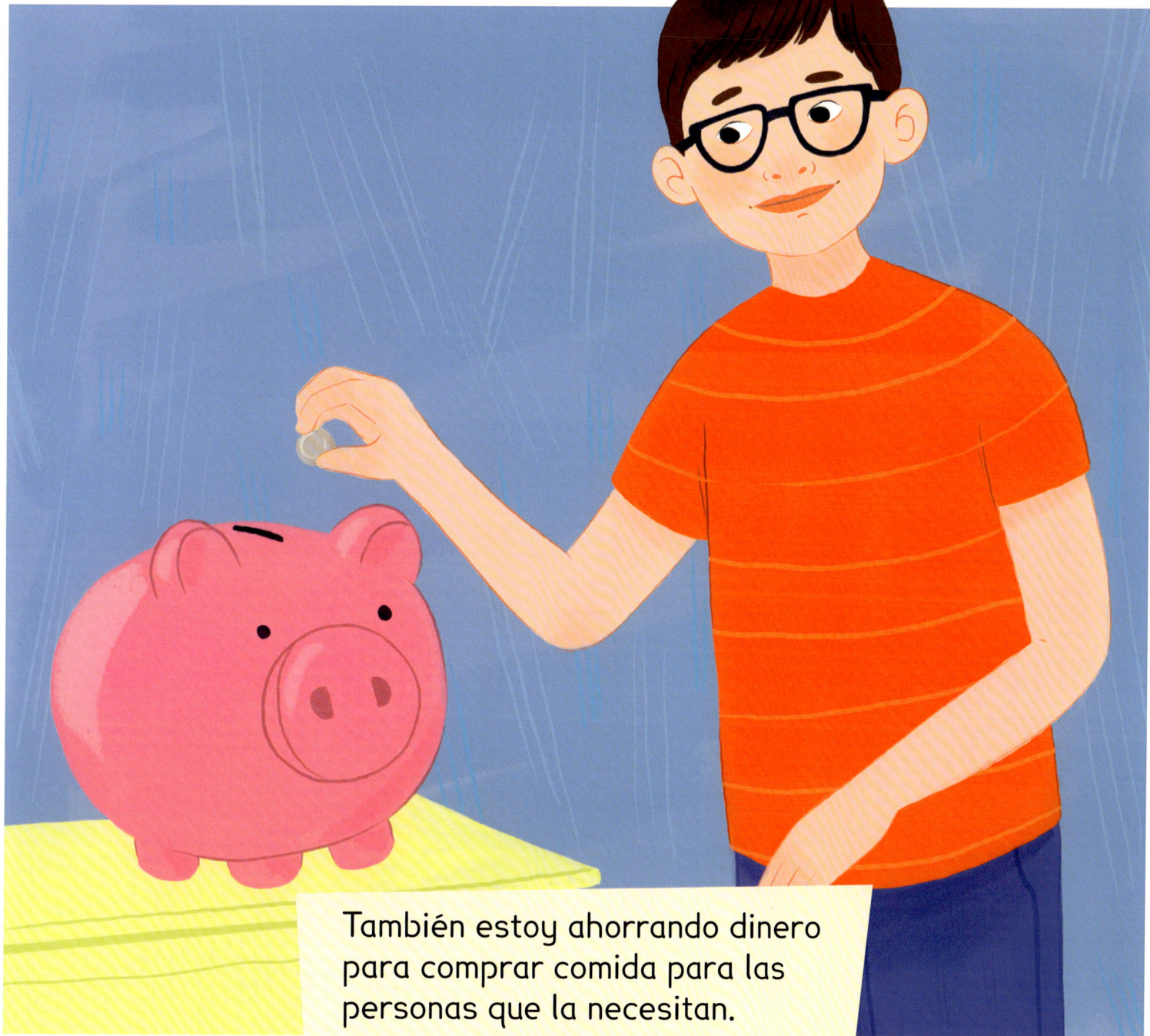

También estoy ahorrando dinero para comprar comida para las personas que la necesitan.

Quienes con dislexia tienen una forma única de pensar. Me encanta codificar. Aprendí a dar a las computadoras las instrucciones para que hagan todo tipo de cosas. Para codificar es necesario leer y escribir. Pero una parte importante de la codificación es resolver problemas. Mi cerebro es bueno en eso. El verano pasado, fui al campamento de codificación. ¡Me divertí muchísimo!

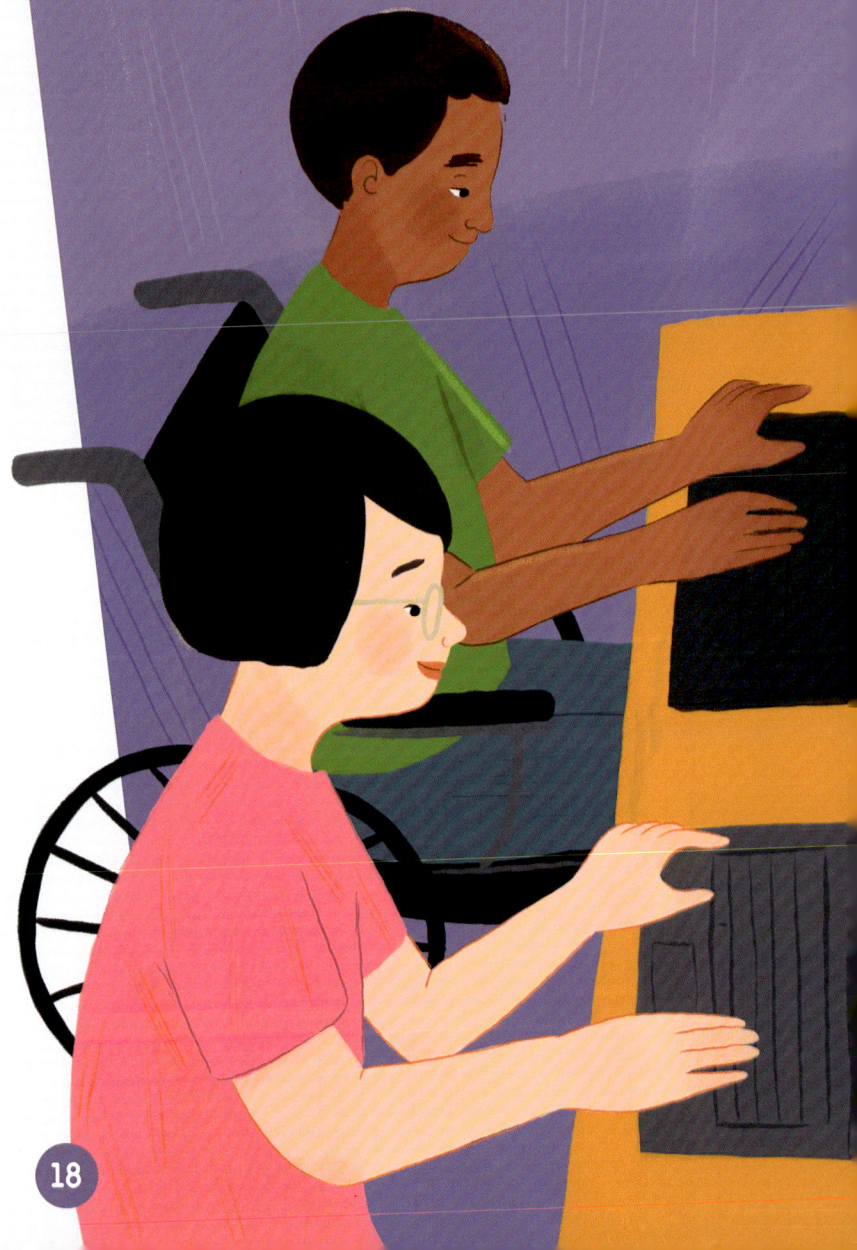

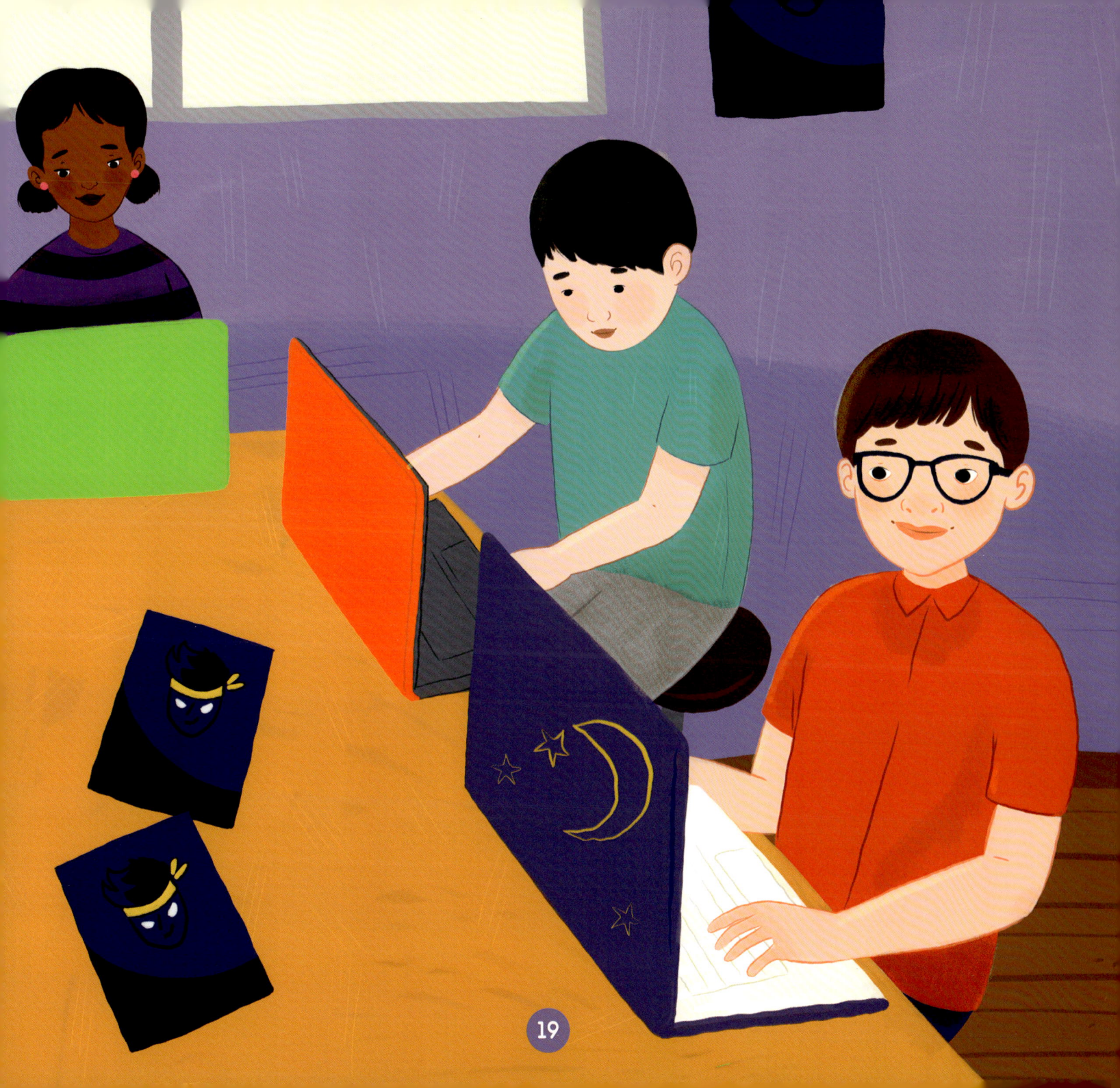

En mi familia, solemos jugar juegos juntos.
Al principio, me costaba leer y aprender las
reglas. Me esforcé mucho y seguí intentándolo.
Ahora soy muy bueno en muchos juegos.
¡Me divierto!

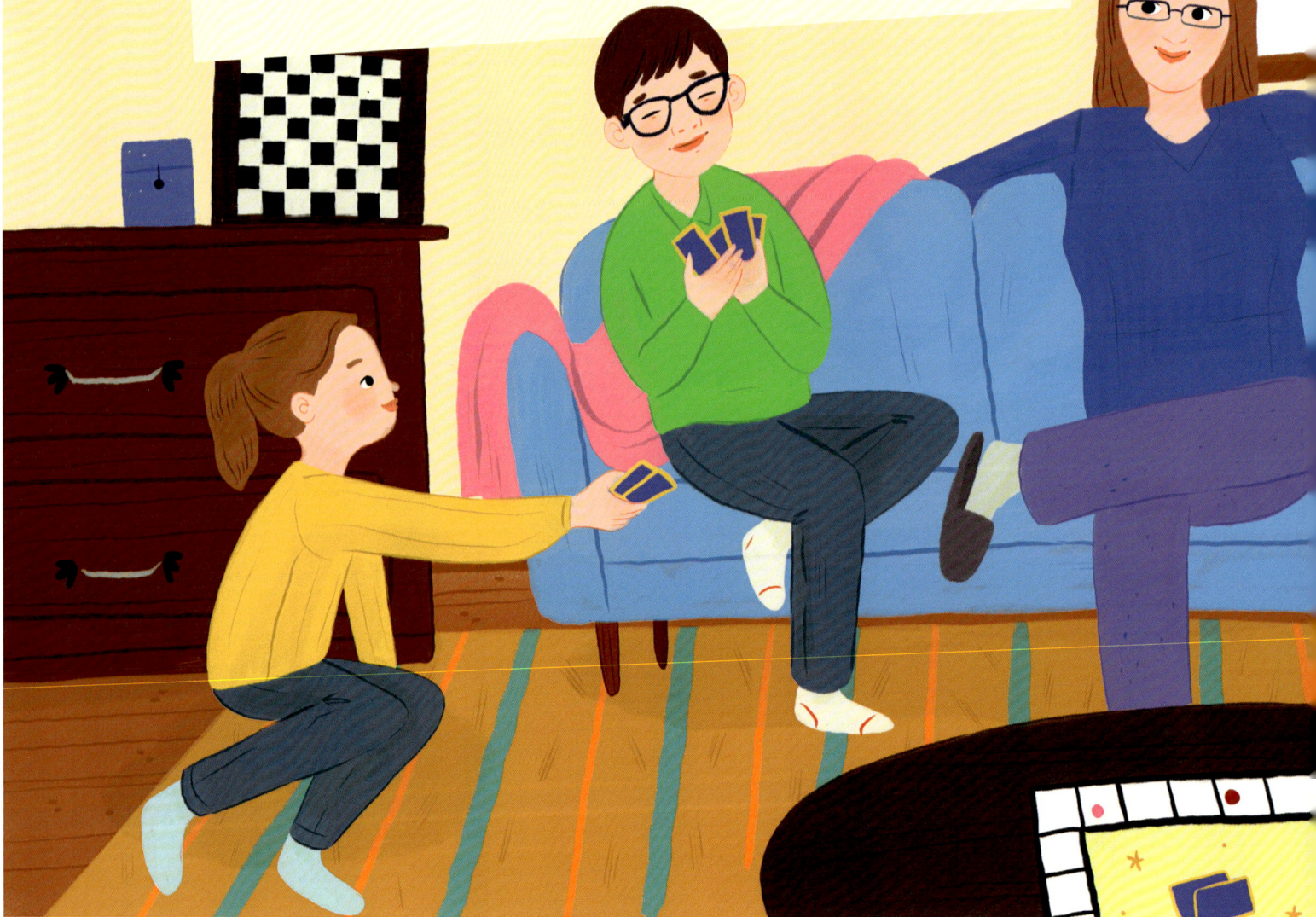

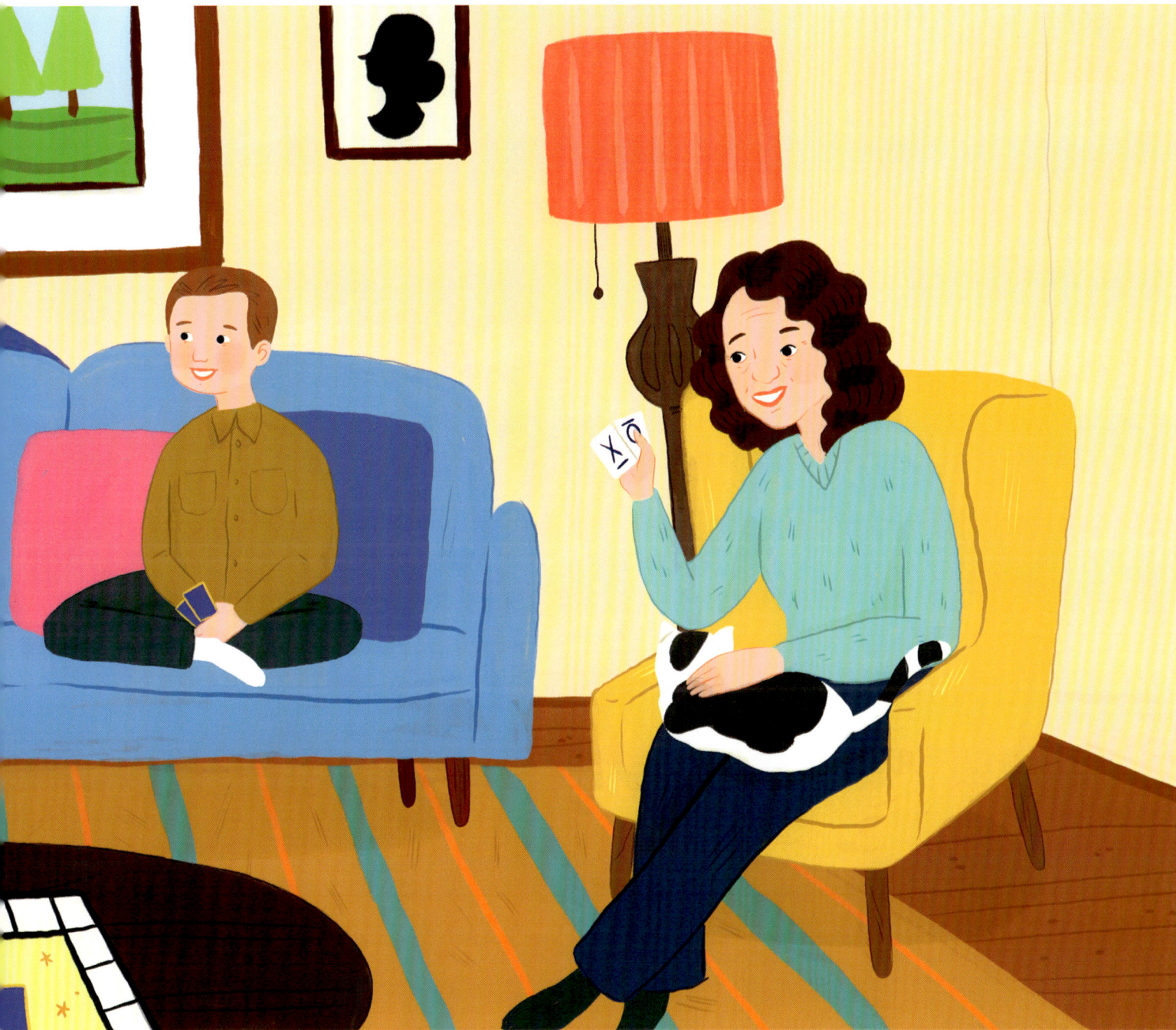

Conoce a Scott

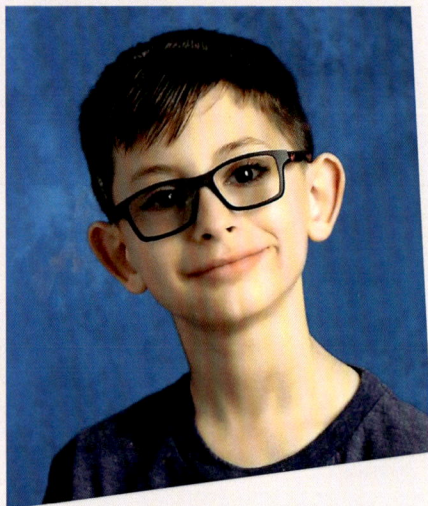

¡Hola! Me llamo Scott. Vivo en Connecticut con mi mamá, mi papá, mi hermano y mi hermana. Tenemos un gato que se llama Marshall. Me gusta jugar en el bosque, andar en mi scooter e ir al campamento de verano. También me divierto nadando y jugando videojuegos. Como me encanta todo de las computadoras, quiero trabajar con ellas cuando sea grande. Planeo ser ingeniero de software.

Respeto por las personas que tienen dislexia

Si un niño con dislexia tiene problemas para leer, sé paciente. Está haciendo lo mejor que puede. Puede necesitar un poco más de tiempo.

Sé amigable con las personas que tienen dislexia. No los intimides ni te burles de ellos. Trátalos como te gustaría que te traten.

Leer en el salón frente a la clase puede ser difícil para las personas con dislexia. No te rías ni te burles. Sé amable y escucha.

Todos tienen cosas en las que son buenos y cosas que les gusta hacer. Lo mismo se aplica a las personas con dislexia.

La dislexia afecta más que la capacidad de leer de una persona. Las personas con dislexia suelen tener dificultades para leer la hora. Es posible que tampoco puedan distinguir la izquierda de la derecha. Sé amable y ayúdalos si te lo piden.

Términos útiles

audiolibro Una grabación de una persona que lee un libro en voz alta.

codificar Programar una computadora para que siga un conjunto de instrucciones.

concentrarse Enfocar la atención en algo o alguien.

lenguaje Las palabras que las personas usan para hablar y escribirse.

rima Palabras que terminan con el mismo sonido.

sensible Que se siente herido o afectado con facilidad por pequeños cambios o diferencias.

costar Tener dificultades para hacer algo.

singular Diferente a todo lo demás.

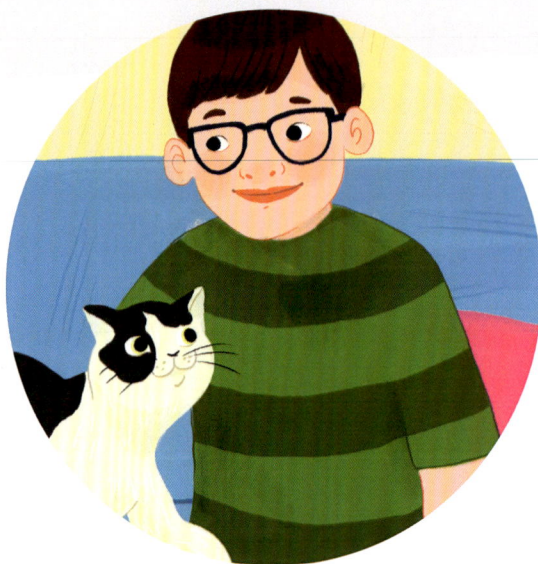